NOTES D'UROLOGIE

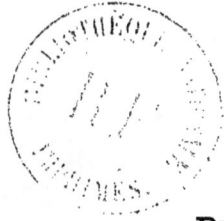

PAR LE

Dr R. HUGUET

Professeur de Chimie à l'École de Médecine et de Pharmacie
Pharmacien en chef des Hospices, etc.

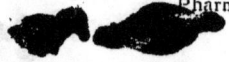

————◦◦◦————

CLERMONT-FERRAND

TYPOGRAPHIE ET LITHOGRAPHIE G. MONT-LOUIS

2, RUE BARBANÇON, 2

—

1894

NOTES D'UROLOGIE

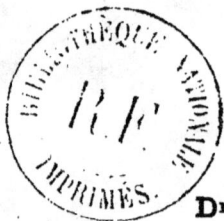

PAR LE

Dr R. HUGUET

Professeur de Chimie à l'École de Médecine et de Pharmacie
Pharmacien en chef des Hospices, etc.

CLERMONT-FERRAND

TYPOGRAPHIE ET LITHOGRAPHIE G. MONT-LOUIS

2, RUE BARBANÇON, 2

—

1894

NOTES D'UROLOGIE

Conservation.

Dès que la température s'élève un peu, les urines subissent un certain nombre de fermentations, sur la nature desquelles nous n'avons pas à insister ici, qui dénaturent le liquide et faussent l'analyse dans quelques-uns de ses résultats ; en été, particulièrement, la fermentation alcaline s'établit avec une rapidité extrême, et il devient alors impossible d'apprécier l'acidité, élément auquel quelques auteurs attribuent une grande importance.

Plusieurs chimistes se sont déjà occupés de cette question, mais ne l'ont pas résolue d'une manière qui nous satisfasse complètement ; pour faciliter cette conservation, on a proposé l'emploi de plusieurs corps appartenant à la série aromatique (naphtol, salol, acide salicylique, etc.) ; tous ces composés présentent l'inconvénient d'être très peu solubles, ou de n'agir qu'à doses relativement assez élevées, ou bien encore de réagir sur quelqu'un des réactifs habituellement employés dans les analyses urologiques, notamment sur le chlorure ferrique ; ils masquent ainsi les résultats fournis par ce réactif.

On a préconisé l'addition d'une petite quantité de chloroforme : ce corps masque l'odeur de l'urine et trouble les réactions de la liqueur de Fehling ; en outre, son efficacité n'est pas très grande, comme nous le verrons par les expériences que nous allons relater.

Le 2 septembre, nous avons recueilli deux litres d'urine.

Pour en saturer 50 C.C., il a fallu employer onze divisions de liqueur normale alcaline.

Les deux litres ont été divisés en quatre parties : la première a été additionnée de 0^{gr}, 20 sublimé ; la deuxième de 0^{gr}, 20 iodure mercurique et de 0^{gr}, 20 iodure de potassium ; la troisième de 0^{gr}, 50 fluorure d'ammonium ; la quatrième de 10 gouttes chloroforme.

Chaque dose a été renfermée dans un flacon de 500 C.C. débouché et conservé à l'abri de la lumière directe dans une pièce exposée au midi.

Le tableau suivant nous démontre que l'iodure mercurique est parfait, car l'acidité et les caractères organoleptiques se sont parfaitement conservés ; le sublimé est un

DATES.	SUBLIMÉ.	IODURE MERCURIQUE.	FLUORURE D'AMMONIUM.	CHLOROFORME.
4 sept.	11 divis. dépôt abondant.	11 divis. dépôt moins abondant qu'avec $HgCl^2$: aspect plus normal.	18 divis. dépôt abondant, aspect louche.	11 divis. dépôt très abondant ; aspect trouble, odeur chloroformique.
6 sept.	11 divis. odeur désagréable.	11 divis. aspect normal : odeur franche, dépôt peu abondant.	18 divis. odeur meilleure qu'avec le sublimé, moins bonne qu'avec l'iodure.	12 divisions.
8 sept.	11 div. mauvaise odeur.	11 divis. même état que le 6.	18 div. mêmes observations que le 6.	9 divisions.
11 sept.	11 divisions.	11 divis. comme le 6.	12 div. trouble ; voile à la surface du liquide.	7 divis. (variable), voile.
21 sept.	9 div. dépôt noir de mercure réduit.	11 divis. comme le 6.	16 div. dépôt très abondant ; voile ; décoloration, pas d'odeur.	2 divis. trouble, voile, décoloration ; odeur un peu ammoniacale.
26 sept.	10 divis. mêmes observations.	11 divis. comme le 6.	12 divisions.	Réaction alcaline.
2 oct.	10 divisions.	10 divis. comme le 6.	11 divisions.	

peu moins efficace : si le taux de l'acidité s'est bien conservé, la couleur et l'odeur ont varié assez notablement.

Le fluorure d'ammonium a, du premier coup, augmenté
l'acidité, ce qui tient à son acidité propre.

Quant au chloroforme, les chiffres sont assez éloquents
pour se passer de commentaires : on pourra objecter que
dans les conditions de l'expérience, la majeure partie de
ce corps a pu se volatiliser, les flacons étant ouverts ; l'ob-
jection a sa valeur, mais la conservation a été de si peu
de durée, les produits de décomposition du chloroforme
sont si nombreux et affectent un si grand nombre de réactifs importants, qu'il nous paraît prudent d'abandonner
ce mode de conservation.

Dans une deuxième série d'analyses, nous avons opéré
sur une urine contenant de l'albumine ($2^{gr},10$ par litre)
et un grand nombre d'hématies. Le 2 octobre, il a fallu
six divisions de liqueur normale alcaline pour saturer
50 C.C. de cette urine.

250 C.C. ont été conservés dans les mêmes conditions que
précédemment après addition de $0^{gr},05\,HgI^2$ et $0^{gr},20\,KI$.

Une seconde dose de 250 C.C. a reçu $0^{gr},10\,HgCl^2$ et
$0^{gr},20\,NaCl$.

La troisième partie a été additionnée de $0^{gr},10\,HgCy^2$.

Le 7 octobre, les trois échantillons étaient neutres et,
le 14, ils étaient alcalins, mais ils ne dégageaient point de
mauvaise odeur.

Dans une troisième série d'essais, nous avons encore
opéré sur une urine albumineuse ($0^{gr},80$).

Les prises d'essai ont été de 150 C.C. Dans la première,
nous avons mis $0^{gr},05$ de HgI^2 et $0^{gr},20$ de KI ; dans la
seconde, $0^{gr},05$ de $HgCl^2$, et dans la troisième $0^{gr},05\,HgCy^2$.

Le tableau suivant résume les résultats obtenus :

Dates.	Hg I²	Hg Cl²	HgCy²
14	12	14	12
21	10	13	11
28	10	13	10

Il est facile d'en conclure que ces trois corps conservent les urines d'une façon très satisfaisante; dans la pratique, il n'est pas nécessaire de prolonger la conservation pendant un laps de temps aussi considérable.

Comme conclusion, nous proposons la méthode suivante : dans un flacon parfaitement propre et susceptible de contenir la totalité des urines de vingt-quatre heures, nous introduisons 2 C.C. de l'une des solutions suivantes :

        1° Chlorure mercurique.   10
           Chlorure de sodium.   1
           Eau q. s. pour. . . . .   100 C.C.
           F. S. A.

2 C.C. de cette liqueur correspondent à $0^{gr},02$ de chlorure mercurique et $0^{gr},02$ de chlorure de sodium, soit à moins de $0^{gr},07$ de chlore.

        2° Iodure mercurique.   5
           Iodure de potassium   10
           Eau q. s. pour. . . . .   100 C C.
           F. S. A.
        3° Cyanure de mercure.   10
           Eau q. s. pour. . . . .   100 C.C.
           F. S. A.

(Nous donnons aujourd'hui la préférence au cyanure de mercure parce qu'il ne précipite pas l'albumine).

Les quantités de matières étrangères introduites n'influent sensiblement ni sur le dosage de l'extrait ni sur celui des chlorures.

Le flacon ainsi préparé sera envoyé au malade, qui, autant que possible, l'utilisera directement, sans intermédiaire.

Mesure de l'acidité.

Depuis quelque temps déjà, on s'occcupe de déterminer avec soin le degré d'acidité des urines ; les procédés employés pour cette détermination sont des plus simples et les auteurs s'accordent assez généralement sur le choix des méthodes.

Ils estiment que cette acidité correspond en moyenne à 2^{gr} d'acide oxalique par 24 heures, soit environ 32 C.C. de liqueur normale alcaline.

Dans son traité des urines, M. Gautrelet propose une liqueur de soude caustique très diluée [$1^{cc} = 0^{gr},001$ de P^2O^5 ; c'est une liqueur N/35,6] : il chauffe pour redissoudre le précipité d'acide urique, s'il y en a un, se sert du tournesol comme indicateur et calcule les résultats en anhydride phosphorique.

Dans la *Revue des maladies de nutrition* (1893, pages 561-563), le même auteur propose une liqueur de carbonate neutre de sodium, pur et cristallisé, à la dose de $13^{gr},50$ par litre ; il opère sur 10 C.C. d'urine et conserve le papier de tournesol comme indicateur ; il trouve que 1 C.C. de cette liqueur correspond, dans ces conditions, à $0^{gr},100$ de P^2O^5 ; nous croyons ce rapport erroné : pour qu'il fût exact, il faudrait employer $4^{gr},028$ de carbonate de soude pur et cristallisé et non $13^{gr},60$. Voici notre calcul : en présence du tournesol et de la soude, l'acide phosphorique est bibasique : 71^{gr} de P^2O^5 correspondent donc à 286^{gr} de carbonate de soude pur et cristallisé ; à 1^{gr} d'anhydride phosphorique correspondent $\frac{286}{71} = 4^{gr},028$ de carbonate de soude. 1 C.C. de liqueur alcaline ainsi préparée correspond donc à 1^{mgr} de P^2O^5 : si on opère sur 10 C.C., le résultat obtenu devra être multiplié par 100 pour être rapporté au litre, et par suite le centimètre cube de cette liqueur alcaline correspondra à $0^{gr},100$ de P^2O^5 par litre.

M. Bretet a critiqué le faible volume sur lequel opère M. Gautrelet.

Nous avons pensé que quelques recherches sur ce sujet ne seraient pas inutiles ; en voici le résumé :

Comme liqueur alcaline, nous avons employé la liqueur normale alcaline de soude ; nous ne croyons pas qu'il y ait intérêt à employer une liqueur plus diluée ; en effet, avec ce liquide et en opérant sur 50 C.C. d'urine, il nous a paru impossible d'apprécier la fin de la réaction avec une précision supérieure à 2 ou 3 gouttes, même en employant du papier de tournesol très sensible ; il est donc inutile de diluer les liquides.

Nous opérons sur 50 C.C., parce que 10 C.C. nous paraissent être un volume bien faible ; l'erreur terminale, assez grande, due au peu de sensibilité de la réaction, est alors multipliée par 100, quand on fait les calculs pour un litre : nous n'opérons pas sur 100 C.C. parce que c'est là un volume considérable, que l'on n'a pas toujours à sa disposition ; enfin, les 50 C.C. de liquide sur lesquels nous avons fait cette opération sont utilisés pour le dosage de l'acide phosphorique et se trouvent alors dans d'excellentes conditions d'après les expériences de MM. Blarez et Denigès.

Nous rappelant le travail de M. Blarez sur l'impossibilité de mesurer avec précision l'acidité des liquides organiques à cause de la présence simultanée de l'acide phosphorique, des bases alcalines et des bases alcalino-terreuses, nous avons cherché à opérer dans des conditions variées pour trouver le procédé qui nous donnerait les résultats les plus constants.

Nous donnons plus loin le tableau de nos essais ; tous les résultats sont évalués en dixièmes de centimètres cubes de liqueur normale alcaline.

Au cours de ces essais, nous avons employé des papiers à la phtaléine à divers titres ; nous avons trouvé que le papier préparé avec une solution à 1/100 était plus sensible que celui qui l'est avec des liqueurs plus diluées.

NUMÉROS.	ESSAIS.	TOURNESOL		PHTALÉINE		RAPPORTS.
		à froid.	à chaud.	à froid.	à chaud.	
1	Essai acidimétrique à froid..............................	13	»	33	»	2.54
2	— — à chaud	»	15	»	35	2.33
3	— alcalimétrique, sans filtration, à froid........................	12	»	34	»	2.83
4	— — — à chaud....................	»	18	»	42	2.33
5	— — avec filtration à froid, à froid..................	18	»	42	»	2.83
6	— — — à chaud...................	»	27	»	50	1.85
7	— — — après ébullition, à froid	26	»	44	»	1.69
8	— — — à chaud..........	»	26	»	48	1.85
9	Essai acidimétrique, après avoir fait agir à froid une solution de chlorure de baryum, sans filtration.................. { à froid.....................	13	»	30	»	2.31
10	à chaud	»	14	»	29	2.8
11	Essai acidimétrique après avoir fait agir à chaud une solution de chlorure de baryum....... { Filtration faite après refroidissement...	9	»	24	»	2.66
12	Filtration faite à chaud	»	9	»	25	2.78
13	Précipiter par le chlorure de baryum et ajouter 10cc de liqueur normale alcaline....... { sans filtration, à froid.............	18	»	50	»	2.78
14	faire bouillir, filtrer à chaud.........	»	42	»	54	1.29

Les essais et l'examen de ce tableau donnent lieu à de nombreuses remarques.

1° La sensibilité de la phtaléine est influencée par la température ; elle est plus sensible à chaud qu'à froid ;

2° Le tournesol donne des résultats sensiblement constants à chaud et à froid, par acidimétrie ou par alcalimétrie (Exp. n°s 1, 2, 3, 9, 10) ;

3° Les résultats obtenus au moyen de la phtaléine sont tout à fait distincts de ceux qui ont été obtenus au moyen du tournesol, et cependant l'acidité de l'acide phosphorique en présence des alcalis est la même avec le tournesol qu'avec la phtaléine ; mais, d'autre part, n'oublions pas que la majeure partie des bases organiques n'a aucune action sur la phtaléine ;

4° Il est bon de remarquer que l'acidité vis-à-vis de la phtaléine est toujours plus grande que vis-à-vis le tournesol ; nous en avons donné la raison ; mais, en outre, il semble y avoir un rapport entre ces deux sortes d'acidité : ce rapport varie entre 2 et 3. N'y aurait-il pas lieu d'en faire une étude spéciale et bien intéressante ?

Comment traduire les résultats obtenus ?

Nous avons vu que les auteurs classiques les évaluaient en acide oxalique : nous n'en comprenons pas la raison. M. Gautrelet a préféré les traduire en anhydride phosphorique, pensant pouvoir ainsi facilement calculer la quantité d'acide se trouvant à l'état de liberté dans les urines ; nous ne saurions approuver les idées spéculatives de cet auteur ; nous croyons que la plus grande réserve s'impose quand on entre dans le champ des hypothèses au sujet de la manière dont se comportent les mélanges des différents sels en présence dans une solution. Rappelons que :

1° La glycérine, corps neutre au tournesol, mise en présence du borate de sodium, alcalin au tournesol, donne un liquide acide au tournesol et qui dégage l'acide carbonique du bicarbonate de soude ;

2° L'acide borique, mis en contact avec les fluorures

acides de potassium ou de sodium, donne naissance à des fluoborates alcalins au tournesol ;

3° Fresenius, à propos du calcul des analyses d'eaux minérales (et là on n'est pas en présence de quantités énormes de substances organiques qui assurément ne doivent pas simplifier le problème), reconnaît tout ce qu'il y a d'arbitraire dans la manière reçue de calculer ces analyses.

Nous croyons donc plus simple et plus logique d'indiquer tout simplement à quel nombre de centimètres cubes de liqueur normale alcaline correspond l'acidité d'un litre d'urine. Cette méthode présente plusieurs avantages : on utilise une liqueur d'un usage courant dans les moindres laboratoires ; il est très facile de passer de cette interprétation à toutes les autres : veut-on, par exemple, estimer l'acidité en anhydride phosphorique ou en acide oxalique, il suffira de multiplier le nombre de centimètres cubes de liqueur alcaline utilisée dans le premier cas par $0^{gr},0355$, dans le second par $0^{gr},063$.

Comme conclusions à cette note, nous proposons pour déterminer l'acidité des urines :

1° D'opérer sur 50 C.C. ;

2° D'employer la liqueur normale alcaline ;

3° D'utiliser, comme réactif indicateur, le papier de tournesol : la fin de la réaction doit être vérifiée sur le papier bleu et sur le papier rouge ;

4° D'opérer par l'acidimétrie et à froid ;

5° D'évaluer le résultat obtenu en centimètres cubes de liqueur normale alcaline.

Poids théorique. — Poids actif.
Unités urologiques. — Coefficient urologique.

Il est évident que toutes conditions d'âge, de taille, de travail, etc., étant identiques, deux sujets de poids différents ne doivent pas produire les mêmes quantités d'excréta urinaires, le plus lourd devant excréter le plus. D'après Gautrelet, les facteurs qui influent sur la quantité d'excréta sont de deux sortes : les facteurs intrinsèques (poids, taille, âge), et les facteurs extrinsèques (alimentation, exercice, climat).

A la suite du travail de Peyraud sur les relations du poids et de la taille, le même auteur détermine théoriquement le poids d'un sujet, ni gras, ni maigre, en fonction de sa taille et de son âge; il a donné les formules suivantes :

Avant 30 ans :

$$(1) \qquad P = \frac{4 \times t}{10} - \frac{30 - A}{2}$$

$t = $ la taille du sujet exprimée en centimètres.

A $= $ l'âge du sujet.

De 30 à 60 ans :

$$(2) \qquad P = \frac{4 \times t}{10} + \frac{A - 30}{2}$$

Au-dessus de 60 ans.

$$(3) \qquad P = \frac{4 \times t}{10} - \frac{A - 60}{2}$$

Pour tenir compte des facteurs extrinsèques, Gautrelet modifie le coefficient urologique X trouvé par la méthode précédente au moyen de la formule suivante :

$$(4) \qquad X' = \frac{2X}{3} + \left(\frac{X}{3} \times \frac{18}{\frac{t' - t}{2}} \times \frac{c}{c' \times X} \times \frac{a}{a' \times X} \right)$$

dans laquelle

X' représente le coefficient urologique cherché;

X — le coefficient déterminé précédemment;

t' — la température la plus élevée du jour de l'expérience;

t — la température la plus basse du jour de l'expérience;

18 — la normale des températures moyennes;

a' — l'azote alimentaire absorbé le jour de l'expérience;

a — l'azote alimentaire de la ration d'entretien;

c' — le carbone absorbé;

c — l'unité de carbone de la ration d'entretien propre à l'âge et à l'exercice du sujet.

Tout récemment encore, revenant sur cette question, l'auteur fait remarquer que la formule ne s'applique qu'aux sujets exactement proportionnés en l'ensemble de leurs masses musculaires (à des Apollons!); que pour ceux qui font fonctionner une série de muscles spéciaux, il est nécessaire d'en tenir compte, qu'il faut aussi remarquer que les facteurs intrinsèques ont toujours une action sur les échanges physiologico-chimiques d'ensemble, et que les facteurs extrinsèques n'offrent guère qu'une influence limitée à tels ou tels échanges; enfin il propose de déterminer X au moyen de la formule suivante:

$$(5) \quad X = \frac{P + \left(0,4T\right) + \left(C \times 4 \times 0,4\right) + \left(\frac{Tp \times 10}{4} \times 4 \times 0,4\right) +}{9}$$

$$\frac{\left(\frac{Tb}{2} \times 4 \times 0,4\right) + \left(\frac{Cb \times 3}{2} \times 4 \times 0,4\right) + \left(\frac{Cab \times 10}{6} \times 4 \times 0,4\right) +}{9}$$

$$\frac{\left(Cc \times 4 \times 0,4\right) + \left(\frac{Cj \times 10}{8} \times 4 \times 0,4\right)}{9}$$

$$+ \begin{cases} - \left(15 - A\right) \times 2 \\ - \left(20 - A\right) \times 2,75 \\ - \left(30 - A\right) \times 0,685 \\ + 0 \\ + \left(\dfrac{A - 30}{2}\right) \\ + \left(\dfrac{60 - A}{2}\right) \\ + \left(\dfrac{15}{3} - \dfrac{A - 60}{2}\right) \end{cases}$$

Dans cette équation :

P représente le poids corporel des sujets ;
T   —   leur taille (hauteur) ;
C   —   leur carrure ;
Tp —   leur tour de poignet ;
Tb —   leur tour de bassin ;
Cb —   leur tour de bras ;
Cab —   leur tour d'avant-bras ;
Cc —   leur tour de cuisse ;
Cj —   leur tour de jambe ;
Et A   —   leur âge vrai.

Nous n'insisterons pas sur les deux formules précédentes ; il suffit de les avoir vues pour se rendre compte de l'impossibilité d'en tirer parti ; nous nous étendrons davantage sur les premières.

Bretet les a fortement critiquées, non sans raison.

Appliquons la formule (2) à un sujet de 60 ans moins un jour, ayant une taille de 1^m 60 :

$$P = \frac{4t}{10} + \frac{A - 30}{2} = \frac{4 \times 160}{10} + \frac{60 - 30}{2} = 79$$

Ce sujet, s'il n'est ni gras, ni maigre, devra peser 79 kilogrammes.

Appliquons la formule (3) au même sujet, deux jours après, c'est-à-dire à 60 ans et un jour :

$$P = \frac{4 \times 160}{10} - \frac{0}{2} = 64$$

En deux jours, pour être toujours ni gras, ni maigre, notre sujet aura dû maigrir de 15 kilogr. (79 — 64 = 15 k.).

Ces formules sont donc mauvaises : Bretet, à juste titre, a proposé de les remplacer par les suivantes :

De 18 à 30 ans :

$$(6) \qquad P = \frac{4t}{10} - \frac{30 - A}{2}$$

De 30 à 45 ans :

$$(7) \qquad P = \frac{4t}{10} + \frac{A - 30}{2}$$

De 45 à 60 ans :

$$(8) \qquad P = \frac{4t}{10} + \frac{60 - A}{2}$$

Au delà de 60 ans :

$$(9) \qquad P = \frac{4t}{10} - \frac{A - 60}{2}$$

qui peuvent être ramenées aux deux suivantes :

Jusqu'à 45 ans :

$$(10) \qquad P = \frac{4t}{10} + \frac{A - 30}{2}$$

Après 45 ans :

$$(11) \qquad P = \frac{4t}{10} + \frac{60 - A}{2}$$

[Pour les enfants, les chiffres ainsi obtenus seraient erronés ; il est préférable de prendre les poids moyens publiés par Quételet.]

Le poids déterminé d'après les formules précédentes est désigné sous le nom de *poids théorique*.

Gautrelet admet qu'un kilogramme d'animal adulte, ni

gras, ni maigre, élimine en 24 heures les quantités suivantes :

Volume.	24 C.C.
Eléments fixes	1^{gr}00
Acidité (en cc. de liqueur N. alcaline)?	0^{cc}84
Urée	0^{gr}50 [1]
Acide urique	0 01
Acide phosphorique (P^{2}O5)	0 05
Chlore	0 10

Ce sont là les *unités urologiques* de Gautrelet [2].

Il est rare qu'un sujet ait effectivement son poids théorique; il est trop gras ou trop maigre : on tient compte de ces différences en prenant la moyenne entre le poids théorique et le poids vrai ; c'est le nombre que Bretet désigne sous le nom de *poids actif;* cette désignation nous paraît plus convenable que celle de *coefficient urologique* proposée par Gautrelet et à laquelle nous donnons une signification différente.

Les formules précédentes ont l'air de tenir grand compte de l'âge ; en réalité, il n'en est pas ainsi ; elles font entrer l'âge en ligne de compte en ce sens que ce facteur influe sur le rapport entre le poids et la taille, mais elles le négligent en ce sens qu'un kilogramme d'animal de 15 ans vit beaucoup plus intensivement qu'un kilogramme d'animal de 60 ans. Ce détail fort intéressant semble avoir échappé à Gautrelet ; cependant il eût dû être mis en éveil par la formule de ration d'entretien (p. 248 de son ouvrage) que Smith a déterminée (pour le repos) aux différentes périodes de la vie :

---

(1) Gautrelet donne pour l'urée 0^{gr}45, mais il ne tient pas compte de la sulfo-urée.

(2) Nous estimons que ces unités doivent être envisagées comme des maxima à l'état normal ; les moyennes seraient les 2/3 ou les 3/4 de ces quantités. (Voy. p. 18.)

	Carbone.	Azote.
Enfants...............	9.84	0.96
— de 10 ans.......	6.84	0.40
— de 16 ans.......	4.27	0.38
Age adulte............	3.60	0.20

Sans admettre que les rapports entre l'azote ingéré et l'azote excrété soient les mêmes à tous les âges, on ne saurait nier que l'adulte n'élimine beaucoup moins que l'enfant.

Bretet d'une part, Uhle de l'autre, se sont occupés de ce sujet : D'après Uhle, vers l'âge de 5 à 6 ans, l'enfant produit par kilogramme un gramme d'urée en 24 heures; Bretet a proposé l'échelle suivante :

« A 6 ans, un kilogr. d'enfant produit 1^{gr}00 d'urée.

A 8 ans,	—	—	0 90	—
A 10 ans,	—	—	0 80	—
A 12 ans,	—	—	0 70	—
A 14 ans,	—	—	0 60	—
A 16 ans,	—	—	0 50	—
A 18 ans,	—	—	0 40	—

» Pour les autres éléments, les observations faisant défaut, il semble logique d'adopter provisoirement des chiffres proportionnels à ceux de l'urée. »

Nous partageons l'opinion de Bretet; mais, ayant admis 0^{gr}50 comme unité urologique de l'urée pour l'adulte, nous croyons que tous ces chiffres doivent être augmentés d'un quart, et nous proposons les unités suivantes; sous ces unités, nous donnons le coefficient par lequel il faut multiplier l'unité urologique typique pour la ramener à l'unité relative à l'âge :

Age...........	5	10	15	20	30	40	50	60	70	80	90	100
Poids d'urée.....	1.25	0.98	0.85	0.75	0.60	0.47	0.37	0.30	0.22	0.18	0.12	0.10
Coefficient.......	2.50	1.96	1.7	1.5	1.2	0.95	0.75	0.60	0.44	0.36	0.24	0.20

Nous n'avons pas la prétention de donner cette table

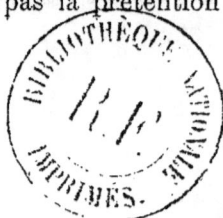

comme parfaite, loin de là; mais elle pourrait servir de base pour les travaux ultérieurs.

Au lieu de corriger chaque unité urologique au moyen du coefficient que nous venons de proposer, il nous paraît plus simple de multiplier le *poids actif* par ce coefficient de correction; nous obtenons ainsi un chiffre auquel nous proposons de donner le nom de *coefficient urologique*.

Nous voici maintenant en possession d'un coefficient urologique suffisamment corrigé et rectifié; quel compte devons-nous en tenir? Rappelons d'abord que Gautrelet a déterminé ses unités urologiques sur des paysans, c'est-à-dire sur des gens entraînés et fournissant dans ces conditions un maximum de travail musculaire. Si nous acceptons ces termes de comparaison, nous dirons : les chiffres obtenus par les formules de Gautrelet représentent ceux qu'après entraînement, doit fournir un sujet produisant le maximum de travail sans surmenage; mais nous ne sommes pas toujours entraînés et nous ne produisons pas sans cesse le maximum de travail; il n'y a donc pas d'obligation, pour être bien portant, de produire le maximum d'excréta.

La comparaison suivante fera mieux comprendre notre pensée : Voici une machine qui, dans les conditions normales, produit 100 chevaux, elle consomme 10 kilogr. de vapeur par cheval-heure, soit 1,000 kilogrammes à l'heure. Si cette machine est bien construite, on pourra ne lui demander que 50 chevaux, et elle consommera toujours 10 kilogrammes de vapeur par cheval-heure, soit 500 kilogrammes à l'heure, soit moitié moins que dans le premier cas. Dirons-nous pour cela que les excréta de cette machine ayant diminué de moitié, elle est mauvaise? Non; nous dirons au contraire qu'elle est excellente, parce qu'elle proportionne sa dépense à son travail. Demandons à cette même machine de faire 150 chevaux, elle dépensera 15 kilogrammes de vapeur par cheval-heure; elle sera surmenée et fera du gaspillage ; il en est de même pour la machine humaine.

Nous croyons donc qu'il ne faut pas attacher une trop grande importance à la détermination du coefficient urologique ; il est bon de le déterminer, ce sera toujours une indication pour le médecin ; ce sera une limite qu'il évitera de dépasser, mais qu'il cherchera à atteindre lentement, après entraînement, quand il essayera de modifier profondément l'organisme de son malade.

Pour nous, la véritable fixité des urines réside dans les proportions des éléments constituants ; c'est dans ces rapports que l'on doit chercher les anomalies ; c'est, du reste, une voie dans laquelle on est entré depuis quelques années, mais d'une manière encore trop timide. La quantité des excréta urinaires représente la quantité de travail produit ; les rapports des éléments représentent la qualité de ce travail : dans la machine humaine, la qualité prime de beaucoup la quantité.

Représentation de l'analyse chimique.

Les éléments dosés dans une urine sont normaux ou pathologiques ; nous ne voulons nous occuper ici que des premiers.

Habituellement on donne les résultats analytiques rapportés au litre : quelquefois dans une colonne juxtaposée à la première, on indique les quantités des éléments contenus dans un litre d'urine normale ; dans une troisième se trouvent les rapports entre les chiffres trouvés et la normale ; dans une quatrième colonne, on indique les chiffres calculés pour l'émission de 24 heures ; dans une cinquième, les chiffres théoriques des 24 heures déterminés au moyen des formules de Gautrelet, de Bretet, ou encore de celles que nous-même avons proposées ; enfin dans une sixième colonne, on indique les rapports entre les chiffres de la quatrième colonne et ceux de la cinquième.

On obtient ainsi un tableau de la forme suivante :

TABLEAU A.

	Par litre	Normale par litre	Rapports	Par 24 heures	Normale pour 24 heures pour le coefficient	Rapports
Volume.		1000				
Acidité		35.5				
Extrait		41.67				
Azote total calculé en urée.		25. »				
Sels.		15. »				
Substances ternaires.		1.67				
Urée		20.83				
Acide urique.		0.416				
Autres matières azotées calculées en urée.		3.75				
Chlore total		4.16				
Anhydride phosphorique. . .		2.08				
Le reste des sels.		8.76				

Gautrelet a proposé de représenter les résultats de la sixième colonne par un graphique ; cette méthode n'a été appliquée qu'à sept éléments ; elle est loin de représenter la totalité de l'analyse ; elle ne peut être appliquée qu'à la condition de connaître le coefficient urologique et nous avons vu toutes les incertitudes qui accompagnaient la détermination de ce coefficient. Plus tard, nous avons employé le tableau (B) ; il présente tous les avantages du premier et en outre il permet d'étudier méthodiquement les rapports des éléments entre eux

TABLEAU B.

PROPORTIONS trouvées	PROPORTIONS normales	Rapports		PAR LITRE Chiffres trouvés	PAR LITRE Normale	PAR LITRE Rapports	PAR 24 HEURES Chiffres trouvés	PAR 24 HEURES Normale pour le coefficient	PAR 24 HEURES Rapports
	1000		Volume		1000				
	35.5		Acidité...................		35.5				
	41.6		Extrait...................		41.67				
	60		EXTRAIT — Matières azotées calculées en urée		25 »				
	36		Sels.....................		15 »				
	4		Matières ternaires		1.67				
	100 »								
	84		MAT. AZOT. — Urée		28.83				
	1.7		Acide urique		0.42				
	14.3		Le reste des matières azotées...		3.75				
	100 »								
	27.8		SELS — Chlore total..............		4.16				
	13.9		Anhydride phosphorique......		2.08				
	58.3		Le reste des sels		8.76				
	100 »								

grâce à des sous-tableaux placés à gauche; c'est ainsi que dans un premier sous-tableau nous étudions les rapports entre le volume, l'acidité et l'extrait; dans une deuxième nous examinons si l'extrait est formé de proportions convenables de matières azotées, de sels et de substances ternaires; le troisième nous permet de juger si les quantités d'urée, d'acide urique et des autres matières azotées se trouvent dans des proportions normales; dans le quatrième, le même genre d'examen portant sur les cendres nous renseigne sur les variations du chlore et de l'anhydride phosphorique.

Dans ce tableau nous trouvons un grand nombre de renseignements, mais il en est cependant d'autres qui manquent : tels sont le coefficient de Bouchard; le rapport de l'urée à l'acide phosphorique, etc. : on voit cependant quelle quantité énorme de travail il représente; nous n'estimons pas à moins de deux heures le temps nécessaire pour ces calculs, et cependant, nous le répétons, nous n'avons pas tous les coefficients que le clinicien peut demander.

Après de longues recherches, nous avons enfin trouvé la méthode suivante qui donne rapidement tous les renseignements fournis par les méthodes précédentes, tous ceux que nous avons indiqués comme manquant, et tous les rapports que l'on peut désirer, à condition que l'élément examiné se trouve dans notre tableau; s'il n'y est pas, il est facile de l'y introduire.

Le tableau se compose de quatorze raies horizontales graduées (la graduation employée est celle de la règle à calcul); la deuxième est consacrée au volume; la troisième à l'acidité; la quatrième à l'extrait, etc. Une raie verticale, étiquetée normale par litre, part du chiffre 100 de la première colonne et traverse toutes les colonnes suivantes en indiquant la quantité de chaque élément contenu dans un litre d'urine normale.

Comment se sert-on de ce tableau? Quand l'analyse

PROPORTIONS

Normale par litre

Volume (En centimètres cubes)

Acidité (En centimètres cubes)

Extrait (En grammes)

Matières azotées (En grammes)

Sels (En grammes)

Matières ternaires (En grammes)

Urée (En grammes)

Acide urique (En centigrammes)

Autres matières azotées (En grammes)

Chlore total (En grammes)

Chlore des Chlorures (En grammes)

Anhydride phosphorique (En grammes)

Le reste des Sels (En grammes)

Les traits | représentent les résultats de l'analyse par litre
___ | ___ ___ ___ ___ 24 Heures

est terminée, dans chaque colonne, on fait un trait vertical au point convenable pour indiquer les quantités trouvées.

Si nous voulons savoir dans quelle proportion, par rapport à la normale, se trouve un élément, nous prolongerons par la pensée le trait qui représente cet élément jusqu'à la première colonne horizontale intitulée : « Proportions » et là nous n'aurons qu'à lire le chiffre désiré. Ex. : Un litre d'urine contenait 10 gr. d'urée ; prolongeons le trait vertical placé en 10 dans la colonne horizontale de l'urée jusqu'à la première colonne horizontale ; il passera à la division 48 : nous dirons, l'urine examinée contient par litre les 48/100 d'urée d'une urine normale. De même pour les autres éléments.

Les résultats ainsi obtenus correspondent à ce que Gautrelet désigne sous le nom de *quantités relatives;* ainsi l'acidité d'une urine peut être très grande par rapport au litre, tout en restant normale ou même faible pour les 24 heures : c'est une donnée qui a bien son importance.

Pour représenter les résultats des 24 heures nous emploierons des traits verticaux brisés : : après avoir inscrit le chiffre de l'émission des 24 heures, nous mesurerons, avec un compas ou au moyen de deux petits traits reportés sur un bout de papier, la distance qui sépare le chiffre 1000 du chiffre donnant le volume des 24 heures ; dans les autres colonnes horizontales, nous marquerons la même distance en partant toujours du trait indiquant l'analyse rapportée au litre ; nous obtiendrons ainsi tous les chiffres rapportés aux 24 heures.

Pour obtenir une ligne verticale représentant la normale des 24 heures, nous multiplierons le coefficient urologique du sujet par 24 ; nous obtiendrons ainsi un chiffre : nous le chercherons dans la ligne horizontale affectée au volume ; par le point ainsi déterminé nous mènerons une verticale. Elle indiquera les quantités normales de chaque élément que doit excréter le sujet en 24 heures.

Pour trouver les rapports entre la normale des 24 heures et les chiffres analytiques, nous collerons, dans la quinzième colonne horizontale, une bande de proportions semblable à celle qui est reproduite dans la première colonne, en ayant soin que le chiffre 100 coïncide avec la normale des 24 heures : en opérant, comme nous l'avons dit plus haut (page 23), mais en se servant de la dernière colonne horizontale et non de la première, nous trouverons en centièmes les rapports entre les chiffres trouvés et ceux indiqués par la normale des 24 heures.

Il nous semble que ces renseignements suffisent au clinicien, et il vaudrait peut-être mieux ne pas développer davantage tous les calculs et chiffres qui peuvent être fournis par notre tableau; cependant, comme le chimiste pourra en tirer parti, nous allons en indiquer quelques-uns.

Il est facile de voir que les rapports normaux entre le volume, l'acidité et l'extrait sont représentés respectivement par les chiffres 1000, 35 et 41,6.

Si nous voulons trouver la composition centésimale de l'extrait normal, il nous est facile en abaissant une verticale partant du chiffre 100 de l'extrait, de voir que l'extrait contient :

60 parties de matières azotées ;
36 — de sels ;
4 — de matières ternaires.

De la même manière, nous trouverons que 100 parties de matières azotées renferment normalement :

84 parties d'urée ;
1,8 d'acide urique ;
14,2 de matières azotées diverses ;
ou encore que 100 parties de sels contiennent :
28 parties de chlore ;
14 — d'anhydride phosphorique.

Les rapports normaux de l'acide urique à l'urée, du chlore à l'urée, de l'anhydride phosphorique à l'urée, de

l'urée à l'extrait (coefficient de Bouchard) ; de l'urée à
l'azote total calculé en urée (coefficient d'oxydation de
Robin, d'utilisation de R. Huguet, rapport azoturique de
Bayrac) sont donnés tout aussi simplement : nous cher-
chons dans la colonne du corps pris comme dénominateur
le chiffre 100 ; sur la même verticale nous trouvons le
chiffre convenable pour le corps pris comme numérateur.

Voilà pour les rapports normaux : il est tout aussi
simple de trouver les rapports des éléments dosés. Nous
prenons une bande mobile portant la même graduation
que la colonne 1 : nous plaçons le chiffre 100 sur le
chiffre indiquant la quantité par litre du corps pris comme
dénominateur : sur la même ligne horizontale, nous cher-
chons le chiffre correspondant au poids du corps pris
comme numérateur ; en face, sur la bandelette mobile,
nous trouvons le numérateur de la fraction.

Enfin, rien n'est plus facile que de déterminer les rapports entre les rapports normaux et les rapports fournis
par l'analyse. Ex. : le rapport normal entre l'acide phosphorique et l'urée est de 10/100 ; l'analyse nous donne un
rapport de 15/100 ; quelle est l'exagération de la proportion
de l'acide phosphorique ? Plaçons le chiffre 100 de la bandelette mobile sur le chiffre représentant la quantité d'urée
par litre ; par le point représentant par litre la quantité
trouvée d'acide phosphorique, menons une verticale ; elle
rencontrera en un point quelconque la bandelette mobile ;
ce point nous indiquera le numérateur cherché ; en l'es-
pèce nous trouverons que le rapport est de 150/100.

Assurément les explications que nous venons de donner
doivent à première lecture paraître bien ardues, mais si
l'on veut essayer de passer de la théorie à la pratique, on
verra que rien n'est plus simple ; le chimiste abrègera tous
ses calculs de singulière façon ; il pourra donner dans un
petit tableau les divers coefficients et rapports que le
clinicien pourrait désirer ; celui-ci verra sous une forme qui
parle aux yeux, les chiffres vrais de l'analyse rapportée soit

au litre, soit aux 24 heures, ainsi que leurs rapports soit avec le litre d'urine normale, soit avec la normale des 24 heures déterminée au moyen d'un coefficient urologique quelconque.

Albuminimètre d'Esbach.

Il est généralement admis aujourd'hui que l'albuminimètre d'Esbach est loin de donner des résultats précis, mais volontiers on l'emploie en clinique en disant que s'il ne donne pas des résultats exacts, il donne au moins des chiffres comparatifs pour l'urine d'un même sujet et qu'il permet de suivre la marche de la maladie. Nous croyons que là encore l'albuminimètre fournit des résultats erronés et nous allons essayer de démontrer théoriquement et pratiquement que, dans tous les cas, cet appareil doit être abandonné.

Nous disons que théoriquement le procédé est mauvais ; l'auteur lui-même a indiqué qu'il ne convenait pas pour l'albuminurie légère et transitoire de la fièvre typhoïde et des maladies infectieuses : en outre, le réactif citropicrique précipite non-seulement les sérines mais encore les propeptones ; or, il arrive assez fréquemment que les urines albuminuriques contiennent en même temps des propeptones ; depuis 1889, E. Gérard a signalé la présence des albumoses qu'on observe chez les brightiques, surtout sous l'influence du régime lacté ; dans le tableau de nos expériences donné plus loin, la série 27-32 est très démonstrative ; alors que dans beaucoup d'autres expériences, les quantités d'albumine fournies par les pesées sont plus fortes que celles indiquées par l'albuminimètre, nous observons ici les proportions inverses :

Dans l'essai 27, les pesées donnent 36/100 des chiffres de l'albuminimètre ;

SÉRIES	Nos D'ORDRE	DENSITÉS	ALBUMINE PAR LITRE			OBSERVATIONS
			Par les pesées	PAR L'ALBUMINIMÈTRE		
				Ancien modèle	Nouveau modèle	
1	1360		2.40	3.50	2.75	
2	1368		1.72	2.10	1.90	
3	1376		1.22	1.75	1.50	
4	1390		0.80	1 »	0.80	Même sujet.
5	1396		0.85	1 »	1 »	—
6	1405		0.39	0.70	Le précipité ne s'est pas déposé.	Albuminurie à la suite de scarlatine.
7	1416		0.25	0.50	0.20	
8	1424		0.31	0.50	0.30	
9	1530	1022 à 11	8.20		6.75	
10	1533	1016 15	2.10		2 »	
11	1538	1015 15	1.80		1.80	Même sujet.
12	1542	1014 13	1.95		1.60	
13	1564	1011.5 15	0.44		0.50	
14	1536	1010 14	1.82		1.60	
15	1563	1013 14	5.52		5 »	Même sujet.
16	1703	1009.5 22	5.25		2 25	—
17	1786	1009 15	3.40		2.80	Néphrite.
18	1566	1031 15	4.20		Le précipité ne s'est pas déposé.	
19	1569	1018 14	1.90		Le précipité ne s'est pas déposé.	
20	1574	1020.5 15	0.80		L'urine contient des propeptones comme 1569.	Même sujet.
21	1613	1020.5 13	0.70		Le précipité ne s'est pas déposé.	
22	1589	1019 15	8.20	8.20		
23	1609	1019 12	8. »	4 »		Même sujet.
24	1852	1012 19	6.54		3.70	
25	1980	1015.5 23	7.80		Ne dépose pas	Même sujet.
26	2157	1013 7	3.04		1.60	
27	2173	1010 8	2.50		6.90	Après 48 h. 3gr50
28	2181	1011.5 10	5.06		7. »	Même sujet.
29	2188	1010.5 4	5.60		14. »	
30	2197		5.10		9.50	Par les pesées avec le réactif citro-picrique 7 gr.
31	2202	1012.5 5	3.72		5. »	
32	2235	1012.5 10	3.10		4.50	Toutes ces urines contenaient des peptones.
33	1412	1008 16	0.80	1 »	0.90	
34	1439	1028 19		0.50	0.30	
35	1440	1017.5 23		0.50	0.40	
36	1446			0.50	0.30	
37	1448	1024 16		0.30	0.30	
38	1458	1016 20	0.80	0.70	0.80	

SÉRIES	Nos D'ORDRE	DENSITÉS	ALBUMINE PAR LITRE			OBSERVATIONS
			Par les pesées	PAR L'ALBUMINIMÈTRE		
				Ancien modèle	Nouveau modèle	
39	1521	1023 à 15	11.20		8.50	
40	1560	1025 25	2.60		1.70	
41	1561		3.70		2. »	
42	1577	1031.5 15	0.46		0.30	
43	1581	1019.5 17	0.45		0.30	
44	1593	1016.5 19	1.15		Le dépôt ne se forme pas.	
45	1655	1016 20	1 55		0.90	
46	1705	1024.5 19	1.20		0.40	
47	1721	1018 22	0.60		0.30	
48	1772	1010 15	1.80		1 »	
49	1778	1019 7	1.10		0.60	
50	1787	1028 12	Traces.		Ne dépose pas	
51	1793	1013 18	3.35		2.30	
52	1803	1013 17	6.50		4 »	
53	1823	1016 20	5.02		3 »	
54	1857	1010.5 30	1.01		0.60	
55	1948	1018.5 19	1.80		0.90	
56	1970	1008.5 20	1.40		0.55	
57	2024	1007 20	5 »		3 »	
58	2085	1027 23	9 »		La moitié du dépôt est restée à la partie supérieure.	
59	2109	1014.5 15	2.24		1 »	
60	2167	1008.5 4	3.10		1.20	
61	2236	1016 7	0.90		0.80	
62	2255	1014 14	7.10		5 »	

Dans l'essai 29, les pesées donnent 40/100 des chiffres de l'albuminimètre.

L'essai 31 donne les résultats les plus concordants (74/100).

Les rapports entre les poids donnés par les pesées et par l'appareil étant irréguliers, la méthode ne permet pas de suivre la marche de l'affection.

La démonstration pratique sera établie par l'examen du tableau précédent, contenant des dosages d'albumine par les pesées et par l'albuminimètre.

La série 1-8 montre une assez grande concordance entre les pesées et l'albuminimètre nouveau modèle ; mais les deux modèles d'albuminimètre sont loin d'être concordants entre eux.

La série 9-13 est assez favorable à l'appareil ; la série 14-17 est moins bonne ; en 16, l'albuminimètre donne les 45/100 du chiffre exact ; en 23, les 50/100 ; en 46, les 33/100 ; en 60, les 39/100 ; enfin remarquons qu'en 6, 18, 19, 20, 21, 25, 44, 50, 58, le précipité ne s'est pas déposé et que par conséquent l'appareil n'a donné aucune indication.

Nous croyons que nos observations sont assez nombreuses pour nous permettre les conclusions suivantes :

1° L'albuminimètre d'Esbach donne des résultats erronés ; ils peuvent varier de 1/3 à 3/1 des quantités indiquées par les pesées ;

2° Il ne peut même pas servir à suivre les variations de l'albumine chez un même sujet.

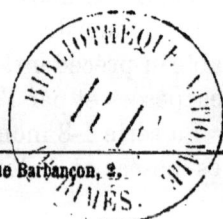

Clermont-Ferrand, typographie Mont-Louis, rue Barbançon, 3.

269

CLERMONT-FERRAND. — IMPRIMERIE MONT-LOUIS, RUE BARBANÇON, 2

www.ingramcontent.com/pod-product-compliance
Lightning Source LLC
Chambersburg PA
CBHW071430200326
41520CB00014B/3647